NOTICE

SUR

FORGES-LES-EAUX

PAR

Le Dr Charles CAMPARDON

PARIS

IMPRIMERIE DE A. PARENT, A. DAVY, Successeur

IMPRIMEUR DE LA FACULTÉ DE MÉDECINE

29-31, Rue Monsieur le-Prince, 29-31

1881

NOTICE

SUR

FORGES-LES-EAUX

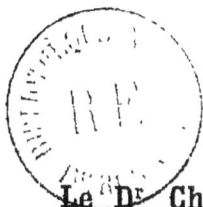

PAR

Le Dr Charles CAMPARDON

PARIS
IMPRIMERIE DE A. PARENT, A. DAVY, SUCCESSEUR
IMPRIMEUR DE LA FACULTÉ DE MÉDECINE
29-31, Rue Monsieur le-Prince, 29-31

1881

NOTICE

SUR

FORGES-LES-EAUX

Situé en plein pays de Bray, station du chemin de fer de Paris à Dieppe par Gisors, le bourg de Forges-les-Eaux compte de 1600 à 1800 habitants ; distant de Paris de 28 à 30 lieues, de Dieppe de 12 à 14, Forges se trouve à un quart d'heure de la principale station du chemin de fer d'Amiens à Rouen. Les abords en sont donc faciles.

Les champs au milieu desquels il se trouve sont séparés par de grandes haies boisées qui donnent de l'ombre et de la fraîcheur en été, et on y est abrité des vents du nord par des collines au pied desquelles jaillissent les sources.

L'altitude est de 160m; le climat y est doux et tempéré (de + 19° à + 20°), la brise de mer, qui vient de Dieppe, purifie l'atmosphère, et rend, pendant les ardeurs de l'été, la chaleur moins lourde à supporter.

Le pays est arrosé par l'Epte, l'Andelle qui traverse tout le parc de l'établissement, et la Béthune. Ces trois cours d'eau entretiennent la fraicheur dans le pays et rendent même l'atmosphère un peu humide le matin et le soir.

L'établissement situé dans la partie inférieure du bourg est bâti sur pilotis et entouré d'un grand et beau parc dans lequel se trouvent les sources qui font l'objet de cet article.

L'eau des sources sort de la terre au voisinage d'une tourbière pyriteuse; la nature de ce terrain était connue dès la plus haute antiquité : il est de toute certitude qu'il existait du temps des Romains, à l'endroit où s'élèvent maintenant une partie du bourg et l'établissement, une exploitation de minerais de fer et des forges, ainsi que l'indique le mot Forges venant du mot « Fabricas » en passant par les corruptions suivantes — favricas, faurcas, faurgas, forges. Etymologie scientifiquement prouvée par les travaux de la carte des Gaules et spécialement par les travaux philologiques et ethnographiques de M. Aug. Longnon.

La composition et les propriétés des eaux de Forges, sans qu'il nous soit permis d'affirmer qu'elles étaient connues du temps des Romains, ont été cependant signalées depuis longues années puisque le premier ouvrage qui traite de ces eaux, et qui a pour titre : « Hydrothérapie des nouvelles eaux médicinales découvertes aux environs de Rouen » a été écrit par du Val (Jacques) en 1630.

Les eaux de Forges sont des eaux minérales froides crénatées et apocrénatées (+ 7°) : elles n'ont pas, comme plusieurs eaux ferrugineuses, de goût sulfureux, il est nettement styptique et atramentaire pour la Cardinale.

« La saveur austère dans les eaux minérales dénote la mine de fer », dit Jean de la Rouvière, médecin du Roy, intendant des eaux de Forges, dans son ouvrage intitulé : « Du régime des eaux de Forges, » et publié en 1699.

Lynand, dans son traité des eaux de Forges, daté de 1696, dit qu'elles ne sont « autre chose qu'une teinture de fer »

Ainsi, déjà, à cette époque, la nature de ces eaux était parfaitement connue et les médecins n'avaient aucun doute sur leur composition, leurs propriétés et les applications à en faire.

Depuis, les analyses se sont multipliées. Guérin et Legivre, dans leur « Lettre touchant les minéraux qui entrent dans les eaux de Sainte-Reine et de Forges » (1702), sont en tête des expérimentateurs. Duchannoy en 1781, Robert en 1812 affirmèrent que le principe était le carbonate de fer. Ossian Henry, à son tour, fit une analyse de ces eaux : en voici le résultat.

	Source Royale	Source Reinette	Source Cardinale
Crénate de Protoxyde de fer.	0.0670	0.0220	0.0980
— de manganèse	traces	traces	traces
Bicarbonate de chaux....... — de magnésie....	} 0.0934	0.1005	0.0771
Chlorure de sodium........	0.0170	0.0540	0.0120
— de magnésium ...	0.0080	0.0300	0.0030
Sulfate de chaux............	0,0240	0,0100	0.0400
— de soude........... — de magnésie,.......	} 0.0100	0.0660	0.0060
Nitrate de magnésie........	indices	»	»
Silice et alumine..........	0.0340	0.0380	0.0330
Sel ammoniacal	traces	traces	traces
Total des matières fixes....	0.2554	0.2605	0.2701
Gaz { Acide carbonique libre	1/4 du vol.	1/6e	1/5o
Azote.............. Oxygène............	} peu	peu	peu

On voit donc, en étudiant ce tableau, que le célèbre chimiste a reconnu également que le sel de fer contenu dans l'eau des trois sources est un crénate de protoxyde de fer complètement dissous au point d'émergence des eaux. Les recherches du professeur Wurtz, consignées dans son traité de chimie médicale, et, tout dernièrement, l'analyse du Docteur Labat, vice-président de la Société d'hydrologie viennent mettre hors de doute, la présence du crénate de fer comme principe minéralisateur des eaux de Forges.

Les sources sont au nombre de quatre : La Reinette, la Royale, la Cardinale et la source Saint-Antoine.

En entrant dans le parc de l'Etablissement, on voit devant soi « un caveau à ciel ouvert au fond « duquel se trouvent les griffons des trois sources « qui se rendent, chacun, dans un bassin particulier. « Chaque bassin se termine par un canal qui vient « aboutir à un quatrième bassin plus grand où se « mélangent les eaux de ces trois sources. De ce « quatrième bassin part le canal de décharge qui « emmène toutes ces eaux dans une piscine où « elles sont puisées pour le service de l'établisse-« ment. » (Etude sur les eaux ferrugineuses de Forges-les-Eaux, par le Dr Caraman).

En descendant dans ce caveau, le bassin que l'on a devant soi et presque à ses pieds, contient l'eau de la Royale ; à gauche. contre le mur, se trouve le bassin de la Reinette, à droite, celui de la Cardinale, et contre le mur du fond le bassin où viennent se mélanger les eaux des trois fontaines.

. La source St-Antoine se trouve dans la partie la plus reculée du parc. Cette source est captée, mais les travaux de la buvette que l'on doit y établir, ne sont pas encore terminés.

L'eau de ces quatre sources est incolore, inodore et parfaitement limpide ; elle contient une grande quantité d'acide carbonique libre (Wurtz) : il est facile de s'assurer de la vérité de cette assertion en regardant pendant un instant le bouillonnement de l'eau de la source St-Antoine au moment où elle jaillit dans son manchon de tôle.

Ces eaux coulent avec une égale abondance en été et en hiver; elles ne gèlent jamais. On a pu s'en convaincre l'hiver dernier (1879-1880) car, les sources d'eaux vives étant gelées, les gardiens de l'établissement furent réduits à préparer leurs aliments avec l'eau de la Reinette *qui était un peu dure*, disent-ils.

Le rendement des trois premières sources est de 70,000 litres par jour : dans le même espace de temps, la source St-Antoine donne à elle seule un débit de 500,000 litres. On voit que les services de la buvette et de l'hydrothérapie sont largement assurés.

La Reinette est la plus faiblement minéralisée; son eau est habituellememt claire, sa température est de $+ 7°$, elle contient environ trois centigrammes de crénate de fer par litre, sa saveur est moins prononcée que celle de la source Royale, elle est acidule, et, par la noix de Galles, elle donne un précipité rose thé. Son débit en 24 heures est de 30,000 litres.

L'eau de cette source se trouble parfois. Marteau et Mounet ont répété, après Lynand du reste, que « tous les les jours, entre six et sept heures du « soir, elle se brouille de manière que l'eau est « toute rougeâtre, chargée de flocons roux plus ou

« moins gros qui se changent en une eau rousse
« quand on vient à les remuer dans la main ».

La périodicité de ce phénomène n'a été constatée
ni par les docteurs Cisseville et Caulet, inspecteurs
des eaux de Forges, ni par le Docteur Caraman, ni
par moi-même. Ce phénomène se montre surtout
avant l'orage ou la pluie.

L'eau de la source Royale a une saveur fraîche,
acidule, franchement ferrugineuse ; pas plus que
pour la Reinette, la température extérieure n'a d'action sur son débit qui est de 25,000 litres par 24
heures. Son eau est claire, limpide, inodore et trans-
parente ; la Royale contient soixante-sept milligrammes de crénate de protoxyde de fer environ
par litre. La teinture de noix de Galles la colore en
rouge vineux.

La Cardinale contient, elle, quatre-vingt dix-huit
milligrammes dé crénate de protoxyde de fer par
litre ; traitée par la noix de Galles, elle se colore en
violet noir. La surface des eaux contenues dans le
bassin de cette source est recouverte d'une pellicule
irisée, miroitante au soleil, à laquelle on a donné le
nom de crême de la Cardinale.

En puisant le soir à cette source un verre d'eau
et en le laissant reposer la nuit, on trouve le lendemain matin cette pellicule parfaitement formée et
facile à étudier. C'est une matière grasse et onctueuse,
d'apparence bitumineuse ; on lui attribue en partie
la vertu diurétique des eaux. Sous cette couche

1.

huileuse, l'eau est limpide et claire. Cette source est la plus froide (+ 6°), son débit est de beaucoup le plus faible (15,000 litres par jour) son goût est franchement ferrugineux.

La source St-Antoine tient le milieu entre la Reinette et la Royale, elle contient cinquante-cinq milligrammes de sel de fer par litre, son débit, ainsi que nous l'avons déjà dit, est de 500,000 litres par jour; traitée par la teinture de noix de Galles, son eau se colore en rose clair.

Primitivement, les eaux des trois sources étaient réunies dans le même bassin et on les désignait sous le nom de Fontaine de Jouvence; depuis le séjour que Louis XIII, Anne d'Autriche et le Cardinal de Richelieu y firent en 1632, les griffons des trois sources furent séparés, et chacune d'elles reçut le nom qu'elle porte encore. Je n'ai pas besoin de rappeler, je pense, que c'est après plusieurs voyages faits à Forges que la Reine Anne d'Autriche, jusque-là restée stérile, devint enceinte, au bout de dix-huit années de mariage, et accoucha d'un prince qui fut Louis XIV.

Presque toutes les sources de cette partie du pays, contiennent du fer, en petite quantité, il est vrai, puisque la teinture de noix de Galles, donne seulement une teinte opaline avec tendance au violet. C'est l'eau de ces sources que l'on sert à table aux buveurs ; l'eau qui est employée à la cuisine et aux soins du ménage provient, soit de l'eau de pluie conservée dans des réservoirs, soit de sources vives non minéralisées dont plusieurs sont captées et amenées dans la cour de l'Etablissement pour les usages domestiques.

Les parois des bassins où se déversent les sources sont recouvertes d'un dépôt rouge ocracé, globuleux, adhérent. Ce dépôt prend dans les rigoles et les conduits souterrains de décharge, un aspect particulier qui fait dire à M. Henry (Ossian) : « ce n'est pas un « amas rouge ocracé seulement, mais une réunion « de flocons ferrugineux rouges ou roses, très épais; « quelques-uns même sont tout à fait blancs et « comme soyeux. Vient-on à recueillir ces flocons « qui se divisent avec une grande facilité, on y « aperçoit à l'aide de microscope une réunion de « conserves parfaitement organisées au milieu d'une « masse grisâtre amorphe et une partie ferrugineuse « n'offrant également ancune forme. »

CURE

La saison commence en juin et finit avec les derniers jours de septembre : il est impossible d'avance d'en fixer la durée ; cela dépendra du sujet, de la maladie, du temps, des divers accidents qui peuvent se présenter pendant le traitement et surtout du résultat obtenu à la fin de la deuxième semaine. On comprendra facilement qu'une femme devenue anémique à la suite d'un accouchement long et laborieux, pendant ou après lequel les pertes de sang ont été importantes, qu'un homme épuisé à la suite de fatigues passagéres excessives ou d'émotions douloureuses et violentes, reviendront plus vite à la santé sous l'influence des eaux de Forges, qu'un jeune garçon ou qu'une jeune fille chlorotiques. Tandis que les vingt-et-un jours classiques suffiront à l'anémié accidentel, un, deux ou même trois mois seront quelquefois à peine suffisants pour améliorer la chlorose.

Avant de venir aux eaux, le malade doit se soumettre à quelques soins qui lui permettront de suivre le traitement avec plus de profit. Les malades qui auront de la constipation, de l'inappétence, devront se purger, et prendre, une huitaine de jours avant de se rendre aux eaux, des amers tels que quassia amara, gentiane et même noix vomique, etc.

Ils éviteront ainsi souvent les diarrhées qui surviennent dans le cours du traitement et feront disparaître les embarras gastriques légers dont les malades ne s'aperçoivent même pas et dont les suites ne se font sentir qu'après l'ingestion des premiers verres d'eau. Autant que possible, la cure ne doit commencer que quelques jours après l'arrivée à la station thermale ; ces premiers jours doivent être consacrés au repos et à un commencement d'acclimatation.

Après la cure, il est blâmable que le malade reprenne de suite son travail et ses occupations ordinaires.

Il doit, pendant une huitaine de jours, s'observer dans son régime afin que les eaux soient entièrement et complètement digérées. De La Rouvière (loc. cit.) dit : « il est nécessaire de ne pas se fatiguer, d'éviter « toute application pénible, l'excès du vin et l'usage « des viandes indigestes ». Que de fois n'avons-nous pas vu des malades revenant à Paris après une cure bien suivie, se plaindre de malaises, d'embarras gastrique léger ; il nous suffisait d'une purgation et de quelques jours de repos avec recommandation de ne reprendre les occupations que graduellement pour voir tous ces accidents disparaître, et les mêmes malades reconnaître hautement l'amélioration que le traitement thermal avait apportée dans leur santé.

Mode d'administration des eaux.

Les eaux se prennent en boisson, en bains et en douches.

Boisson. On descend aux sources d'aussi bonne heure que possible et on commence à boire aussitôt après le bain et la douche. Les verres doivent être pris de demi-heure en demi-heure et il faut autant

2

que possible se promener entre l'absorption de chaque verre. L'eau est aspirée au moyen d'un chalumeau afin qu'elle arrive plus lentement dans l'estomac et pour en éviter le contact avec les dents. On met, en général, de trois à cinq minutes pour humer un verre d'eau.

Le dernier verre doit être pris au moins une heure avant le repas. J. de La Rouvière, dans son ouvrage si intéressant, et dont je dois la communication à notre confrère le docteur Caraman, veut que l'on ne mange que 2 ou 3 heures après le dernier verre. « De cette façon, dit-il, l'eau était « digérée et même rendue, et l'appétit plus franc. » Il serait impossible aux enfants et à certains chloro-anémiques d'attendre un temps aussi long. Une heure entre le dernier verre et le repas suffit bien, pourvu que cette heure soit employée à la promenade.

Quant au nombre de verres à ordonner au début de la cure, le médecin devra se régler d'après la constitution et la susceptibilité du sujet, d'après la nature de la maladie ; il devra compter avec les différentes idiosyncrasies que lui présentera le malade ; au début donc, le médecin, vraiment digne de ce nom, devra agir avec une extrême prudence dans la règlementation du traitement : il vaut mieux pécher par excès de précaution que de revenir sur les conseils donnés.

J'ai eu un malade sérieusement incommodé pour

avoir bu les deux premiers jours de son arrivée deux verres de Reinette chaque jour, tandis qu'autour de lui des jeunes filles débutaient par 3 et 4 verres sans inconvénient. Ce malade ne put jamais dépasser par jour la dose de trois verres pris en six fois, même à sa troisième semaine, ce qui ne l'a pas empêché au bout de deux mois, d'éprouver les plus sérieux et les plus sûrs effets de cette médication et de voir une diarrhée séreuse chronique, qui revenait à la moindre fatigue, disparaître et être remplacée par des garde-robes régulières, qui dénotaient une digestion complète des aliments ingérés.

Le médecin doit donc suivre pas à pas ses malades car les effets produits par les eaux varient très rapidement suivant le mode d'administration. Tandis qu'un buveur prenait devant moi son douzième verre de Cardinale de la journée et ne cessait de se louer du résultat de sa cure, son voisin ne pouvait achever son sixième verre de la même source, et se plaignait d'étourdissements, d'agitation, d'insomnie : il n'ajoutait pas qu'en lui prescrivant d'augmenter sa boisson d'un demi-verre tous les jours, son médecin lui avait recommandé de venir le trouver au moindre accident ; ce malade fut obligé de redescendre à 4 verres et vit alors disparaître tous ses malaises. Le médecin doit donc être le seul juge, après étude sérieuse du malade, de décider la marche à suivre pour le traitement et il est à désirer que, pour des eaux actives comme celles-là, le buveur ne se laisse jamais diriger par des commérages qui, malheureusement, ne manquent pas autour de lui.

J. de La Rouvière (loc. cit.) conseille « quand il « fait froid, quand il pleut, qu'il vente, de prendre « ces eaux au lit, jusqu'à ce que les brouillards soient « dissipés. »

Ce conseil doit être retenu et peut être fort utile lorsqu'on a à traiter des enfants ou des jeunes filles de constitution délicate, à réaction lente, qui ne peuvent digérer les eaux qu'avec beaucoup de peine, et qui sont sensibles aux froids humides. On ne peut nier, le fait ayant été nombre de fois constaté, que ces eaux *passent mieux* par les temps chauds et secs, que par les temps froids et humides.

Le nombre de verres prescrit est pris en deux fois, la moitié le matin, et l'autre moitié dans la journée entre le déjeuner et le dîner. Ces eaux, on ne doit pas l'oublier, sont froides et ce qui, pour une catégorie de malades, est un très grand avantage, devient un inconvéninnt pour une autre. Chez certains buveurs, cette eau froide fera déclarer quelquefois de l'entéralgie, de la diarrhée, des nausées : on doit de suite prendre les précautions réclamées par ces accidents. La première précaution à prendre serait de faire tiédir l'eau ; contre les douleurs avec constipation, pesanteur stomacale, le docteur Caraman conseille d'additionner le premier verre du matin et le premier verre du soir de quelques gouttes de teinture de belladone et de noix vomique ; lorqu'il y a embarras gastrique léger, avec lenteur dans les digestions, la teinture de noix vomique conviendra seule ; si l'on a affaire à des chlorotiques, fatigués par des battements de cœur fréquents, la teinture de digitale, employée de même façon, calmera promptement l'éréthisme nerveux; je me suis moi-même très bien trouvé, dans le cas d'entéralgie violente avec diarrhée, de faire prendre, toujours dans le premier verre du matin et du soir, 10 gouttes d'élixir parégorique.

D'autres malades, au commencement du traitement éprouvent du dégoût, de légères nausées : on fait ajouter à chaque verre quelques grammes de sirop de gomme : ce que Gubler appelait *enrober l'eau minérale.*

Si les malades ont de l'embarras gastrique fébrile, un vomitif les en débarrasera et ils pourront continuer leur cure avec avantage. Si la diarrhée se montre dans le cours du traitement, on diminuera le nombre des verres et on se rendra maître des accidents avec le bismuth, ou mieux encore avec les astringents végétaux tels que le ratanhia ou le lythrum salicaria.

Si, pendant la cure, la constipation devenait trop forte et ne cédait pas à l'augmentation graduelle de la quantité d'eau ingérée, on devrait avoir recours soit à la rhubarbe, à la crème de tartre, soit aux sirops de fleurs de pêcher, de chicorée com-

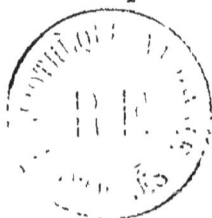

2.

posé, de roses pâles, soit aux eaux minérales pur-
gatives.

Les règles, chez la femme, ne sont pas une contre-
indication à la continuation de la boisson. L'eau,
en tous cas, devra être tiédie. Si la perte de sang
est trop abondante, on devra attendre que l'écoulement se ralentisse : si, au contraire, malgré l'eau
ferrugineuse, les règles sont pâles, difficiles à venir
et peu abondantes, la cannelle concassée et infusée
dans un verre de vin chaud, sera très utile. Lorsqu'il y a perte de sang et hémorrhagie active, la
Reinette et la Royale sont indiquées : mais si l'hémorrhagie est passive, c'est à la Cardinale pure ou
mitigée par la Reinette ou la Royale suivant les sus-
ceptibilités de l'estomac, que l'on devra avoir recours. Ainsi chez les malades profondément anémiés
à la suite de flux hémorrhoïdaux abondants et fréquents, la Cardinale doit être prescrite et continuée,
même lors d'une nouvelle apparition du flux, à la
condition toutefois que le traitement sera commencé
huit jours au moins avant cette nouvelle perte de
sang.

Les doses graduées de fer qui se trouvent dans
les sources de Forges sont, dans la main du médecin,
un moyen précieux qu'il ne doit à aucun prix né-
gliger ; avec la possibilité qu'il a de n'administrer
cet agent médicamenteux que progressivement et
de n'arriver à une dose supérieure qu'après avoir
obtenu la tolérance absolue des doses inférieures,

le praticien pourra, d'une façon certaine et sûre, arriver à des effets curatifs remarquables et surtout durables.

Plusieurs de nos confrères, tout en administrant la boisson graduellement au début, ne jugent pas nécessaire de diminuer de même le nombre de verres d'eau pris chaque jour, et font continuer jusqu'à la fin de la cure le maximum du nombre de verres prescrits. Nous ne pouvons partager leur avis, et nous pensons qu'après avoir fait supporter à l'estomac un grand nombre de verres d'eau pris chaque jour, ce que l'on n'a pu faire qu'en augmentant progressivement la dose, il est sage, une fois l'estomac dilaté et souvent encombré, de lui laisser reprendre lentement ses proportions et ses fonctions normales et de lui permettre de revenir sur lui-même peu à peu et sans secousses.

Bains et douches. Pour compléter la cure, les eaux de Forges sont prises également en bains, en douches et en injections.

Les bains ont, en général, une durée d'un quart d'heure, mais le médecin est le seul juge de la durée et de la température de ces bains. Ils seront longs ou courts, chauds ou froids, suivant qu'on voudra obtenir des effets calmants ou excitants.

Ainsi que les bains, les douches sont un adjuvant précieux du traitement : leur durée et leur température varieront suivant l'effet à obtenir.

Nous devons ajouter cependant, qu'à Forges

même, en ne tenant aucun compte de la minérali-
sation, les douches constituent un moyen hydrothé-
rapique puissant, car l'on ne doit pas oublier que
l'eau puisée dans le réservoir n'a jamais une température qui atteigne -+- 7º. Nous nous en sommes
assuré nous-même bien souvent, et nous avons toujours trouvé que la température de l'eau qui sortait
du tuyau de la douche, oscillait entre + 6º,3, et
-+- 6º, 8.

Les injections sont dans les affections utérines
d'une incontestable utilité, qu'elles doivent également-
ment, nous le pensons, à leur basse température.

Effets de la cure. L'analyse chimique indique à
première vue le résultat que l'on doit attendre
d'une cure bien conduite à Forges. L'effet recon-
stituant, tonique qui en est la conséquence, est
toujours produit chez les malades qui ont pris les
eaux avec précaution et méthode. Les jeunes
femmes et les jeunes filles que l'on voit arriver à
Forges tristes, sans entrain, dégoûtées de tout,
reviennent au bout d'une huitaine de jours à la
santé; elles vont et viennent, rient, causent et
recouvrent la gaîté de leur âge. Certains malades,
qui, pendant le temps de la cure, ont été souffrants
et éprouvés par les eaux, n'en bénéficient souvent que deux et même trois mois après leur retour chez eux; on ne doit donc pas se décourager,
et si le traitement a été prescrit à des personnes
anémiées dont l'organisme avait besoin d'être re-

constitué, le résultat bien que tardif quelquefois n'en sera pas moins constant.

Mais à côté de cet effet chimiquement expliqué par la composition des eaux, il en est plusieurs autres que l'analyse n'explique pas, et qui n'en sont pas moins indispensables à connaître pour obtenir des eaux de Forges tous les résultats qu'elles peuvent donner.

Ces effets se font sentir aussi bien sur les buveurs qui prennent l'eau par désœuvrement que chez les malades qui suivent sévèrement le traitement prescrit. Au bout de trois ou quatre jours, un effet diurétique incontestable commence à se manifester ; il a été attribué en grande partie à la crème de la Cardinale. Je ne dis pas que cette crème n'augmente pas l'action diurétique des eaux de Forges, mais il me suffira de relater que les malades qui ne prennent que de la Reinette ou de la Royale ressentent également cette action. A Paris, mes premières expériences ont été faites dans les deux premiers mois avec l'eau de la Reinette (dans l'impossibilité où j'ai été à cette époque de me procurer de la Cardinale), et la diurèse n'a jamais manqué chez ceux qui en ont fait usage. Non seulement on remarque une augmentation dans la fréquence et dans la quantité de l'urine émise, mais je me suis assuré par moi-même que les malades éprouvent une modification très prononcée dans la force du jet. On n'émet plus l'urine, on la projette et le jet a une force bien plus

grande qu'avant le commencement du traitement.
Il y a donc réveil ou excitation de l'action musculaire qui chasse l'urine de la vessie. Les mêmes
phénomènes se sont produits à Paris avec l'eau de
la Reinette, mais bien moins prononcés qu'à Forges
même.

C'est grâce à ce réveil de la force musculaire que
l'on doit les expulsions de calculs et les évacuations
de matières catarrhales dont on trouve de nombreux
exemples dans les auteurs anciens. Ils avaient parfaitement observé que les eaux de Forges permet-
taient à la vessie de chasser les matières qui l'ob-
struaient. Qu'il me soit permis de relater ici deux
observations de J. de La Rouvière qui donnent la
preuve de ce que j'avance.

« M. de la Chaussée-Darrostz, chanoine régulier
« et prieur de l'église Saint-Jean, de la ville d'Eu,
« âgé de 62 ans, arriva à Forges en 1698, *très*
« *abattu* d'une grande douleur de reins, causée par
« un amas de glaires, sang caillé, mêlé de pus qui
« depuis un mois s'écoulait à volonté par les urines
« avec de si cruelles douleurs qu'elles lui causaient
« des convulsions très fréquentes, principalement
« les nuits, pendant lesquelles il était obligé de se
« relever très souvent. Il ressentait une soif que
« rien ne pouvait éteindre, une toux sèche et fré-
« quente l'incommodait beaucoup ; son teint était
« jaune pâle ; tous ces symptômes faisaient croire à
« bien des gens qu'il n'aurait pas un bon succès de

« l'usage des eaux. Cependant, s'y étant préparé
« par quelques purgations et par un demi-bain, au
« bout de huit jours il vida en une seule nuit et à
« plusieurs reprises tout cet amas qui croupissait
« dans les voies de l'urine. Depuis cette évacuation
« tous les accidents cessèrent, il ne laissa pas de
« continuer de prendre les eaux pendant trois se-
« maines, et il recouvra par cette conduite et sa
« santé et son embonpoint..... »

La seconde observation que j'emprunterai à cet
auteur est celle-ci :

« Un pauvre homme, d'auprès de Versailles, fut
« envoyé à ces eaux par ordre de M. le premier
« médecin du Roy, pour se délivrer d'une pierre
« que les chirurgiens avec leur sonde avaient
« trouvée trop petite pour en venir à la taille. Ce
« malade souffrait de très cuisantes douleurs lors-
« qu'il rendait ses urines, parce que la pierre s'em-
« barrassait dans le conduit et irritait les fibres
« jusqu'à la convulsion. Je fis mêler deux cuillerées
« d'huile d'olive dans le premier verre d'eau, et dans
« le dernier un demi-gros de sel de fougère mâle.
« Il reprit le lendemain du même sel, et deux jours
« après il jette une pierre ne pesant que 10 grains,
« mais très pointue des deux bouts, et il semblait
« qu'elle ait été rongée dans la vessie. »

Ces deux observations viennent à l'appui de ce
que j'avançais en disant que les eaux de Forges
donnaient une nouvelle énergie aux muscles chargés

de l'expulsion de l'urine. Du reste, il n'est pas de jours à Forges où l'on ne trouve des malades qui avouent que ces eaux leur font rendre de nombreux calculs.

J'ai pensé que l'on pouvait utiliser ce réveil de la force musculaire dans le cas de paresse ou de parésie de la vessie, dans les cas de rétrécissement de l'urèthre, et se servir du jet lui-même comme dilatateur naturel du rétrécissement. Voici comment je procède. Après avoir donné trois ou quatre jours de l'eau de Forges et m'être assuré que le jet est plus fort, et le besoin de la miction plus fréquent et plus impérieux qu'auparavant, je prescris au malade, chaque fois qu'il a envie d'uriner, de fermer le méat urinaire avec le pouce et l'index ; le malade devra s'opposer à l'écoulement de l'urine une ou deux minutes ; on obtient ainsi une force qui s'exerce d'avant en arrière (*vis à tergo*), et qui cherche à vaincre l'obstacle que lui présente le rétrécissement. J'ai obtenu de très beaux résultats de ce procédé dans deux cas de rétrécissement de l'urèthre où je n'avais pu pratiquer, même le cathétérisme explorateur, mes malades s'y étant absolument refusés.

Ce réveil des forces expultrices se remarque également chez la femme, et je puis citer l'observation d'une jeune femme de 25 ans qui a très bien su m'établir la différence de ce qu'elle éprouvait après la pirse des eaux de Contrexéville et après la prise des eaux de Forges. Les besoins d'uriner déterminés par les eaux de Contrexéville étaient toujours accompagnés et suivis d'un sentiment pénible de gêne et de pesanteur, tandis que, avec les eaux de Forges, si le besoin était pressant, une fois satisfait, il ne laissait après lui aucune trace.

C'est à ce réveil musculaire que j'attribue également les garde-robes plus faciles que constate un grand nombre de personnes habituellement constipées par suite de l'inertie musculaire de l'intestin.

Des malades atteints de diarrhée séreuse ont été mis à l'usage de l'eau de la Reinette le premier mois et de la Cardinale le second : avant le traitement, ils en étaient arrivés au point de ne pas oser tousser ni faire d'effort tant ils craignaient de laisser échapper les matières par suite de la faiblesse de l'intestin et du relâchement du sphincter. Au bout de deux mois ces malades étaient constipés, accusaient le retour de fortes contractions musculaires intestinales, et se rendaient parfaitement compte que l'intestin avait repris toute sa force et toute son énergie.

L'un d'eux se mit de lui-même à l'eau de Vichy quelque temps après sa guérison, pour activer sa digestion qui était devenue laborieuse : il vit revenir promptement la diarrhée qui ne disparut définitivement qu'après un nouvel usage de la Cardinale pendant vingt-cinq jours.

Un autre voulut se purger plusieurs fois de suite, et ramena ainsi les accidents du début. Chez lui, également, l'eau de la Cardinale fit disparaître en peu de jours la diarrhée et les douleurs.

Ces deux cures furent faites à Paris avec l'eau transportée.

Un autre effet remarquable de ces eaux, c'est de développer un appétit très fort; on ne mange pas à Forges, on dévore. Les chloro-anémiques qui, d'habitude, ont un profond dégoût de toute alimentation, ressentent au bout de quelques jours le besoin de manger. Quel est celui d'entre nous qui n'a pas eu à s'élever contre la conduite de jeunes filles ou de jeunes femmes qui, ordinairement, ne touchent aux aliments que du bout des dents, qui ne boivent que de l'eau et qui finissent peu à peu, malgré toutes les observations, par se nourrir d'une façon absolument insuffisante? A Forges, ces mêmes personnes mangent avec un franc et durable appétit et sans jamais être incommodées; les indigestions sont presque inconnues dans le pays, la digestion des repas copieux se fait rapidement, et ces aliments digérés contribuent puissamment au prompt retour des forces.

L'effet sédatif qui se produit pendant le séjour à Forges ne doit pas être oublié par nous et mérite d'être mis en première ligne. Cet effet se manifeste peu de temps après l'arrivée dans le pays. Le climat et les eaux contribuent chacun pour leur part à

cette sédation profonde et réelle qui faisait dire au
Dr Caulet que « ces eaux agissent aussi efficacement
« que d'assez fortes doses de bromure de potassium,
« et cela, un temps très court, après leur ingestion.»
Je crois que c'est à tort que l'on attribue à l'eau
seule cet effet calmant, sédatif sur le système nerveux; je citerai l'exemple de malades qui, trois
jours après leur arrivée à Forges, commençaient à
sentir une sédation réelle, un calme profond, et qui
cependant n'avaient encore pris chaque jour que
deux ou trois verres de la Reinette. Du reste, notre
excellent confrère, le Dr Rotureau, dit, dans son
article sur les eaux de Forges (Dict. encyclopédique
des sciences médicales, art. Forges), après avoir cité
lui-même la phrase rapportée plus haut du Dr Caulet :

« Ce ne sont point de semblables résultats que
« donnent les préparations martiales ou les eaux
« ferrugineuses qui ne montrent leur efficacité qu'au
« bout de quelques jours ou même de quelques se-
« maines. Il faut que le fer agisse sur le sang avant
« d'arriver aux nerfs. et c'est le contraire qui a
« lieu à Forges où les nerfs sont calmés longtemps
« avant que le sang soit reconstitué. »

Je ne puis que me féliciter de me rencontrer ici
avec un observateur aussi sagace que notre confrère
Rotureau ; je crois que l'effet, promptement sédatif,
doit être attribué, au début, au climat et à la situa-
tion topographique de Forges. J'ai été frappé des
nombreuses analogies qui existent entre le climat

de Forges et celui d'Evian, éminemment sédatif,
comme chacun le sait. La température douce, l'altitude, l'air de la mer qui n'arrive à Forges qu'après
s'être épuré et affaibli par un parcours de 10 lieues
à travers le pays, l'atmosphère un peu humide qui
y règne, contribuent, à mon avis, beaucoup à abattre
au début l'éréthisme nerveux ; peu à peu, l'eau ingérée chaque jour, grâce à son fer soluble et promptement assimilable, contribue à son tour puissamment à confirmer les résultats obtenus et à rétablir
définitivement l'équilibre dans l'organisme malade.

La Cardinale a des effets qui lui sont propres :
les personnes qui boivent de cette eau sans en avoir
besoin éprouvent quelque temps après des phénomènes qui ont la plus grande analogie avec une
ivresse légère, vertige, tournoiement de tête, excitation, parole embrouillée. Tous ces symptômes se
dissipent vite, sans laisser aucune trace, pourvu
qu'on cesse l'emploi de l'eau.

Dans le courant d'une cure bien faite, il arrive
souvent que les malades éprouvent comme plus haut
des vertiges, de la lourdeur de tête, de l'insomnie,
de l'agitation la nuit, des faiblesses extrêmes dans
les jambes, un besoin de changer de place, et une
fatigue très prompte au bout de quelques instants.
Malgré cela, l'appétit se maintient très robuste ; ces
signes prouvent que la saturation est commencée,
et il suffit pour faire disparaître tous ces malaises

de diminuer peu à peu le nombre de verres pris chaque jour.

L'étude de l'analyse rapportée plus haut et des effets produits par les eaux de Forges nous montre quelles sont les applications directes et immédiates que l'on peut en faire.

Toute altération qui porte sur la quantité ou sur la qualité du sang, c'est-à-dire l'anémie, la chlorose et la chloro-anémie, toutes les affections dérivées de la chlorose ou causées par elle, trouveront leur guérison à Forges. Ainsi on pourra y envoyer tous les malades atteints de nervosisme, d'hystérie, de névralgie, ou qui présentent des troubles nerveux généraux n'ayant pu jusqu'à présent être rattachés à une lésion certaine des centres nerveux; les paralysies hystériques et anémiques y sont toujours profondément modifiées et guéries, Le Dr Cisseville a singulièrement reculé les limites de la puissance curative des eaux qui nous occupent en citant dans un mémoire couronné par l'Académie de médecine, en 1863, plusieurs cas de paralysies graves guéris à Forges et tenant à une lésion des centres nerveux. « Tous ces malades étaient des hommes, et le diagnostic porté par des médecins connus était : ramollissement cérébral. » (Caraman : Études sur les eaux de Forges.)

Les différentes manifestations de la scrofule, les états cachectiques qui ont pour cause la syphilis ancienne, l'intoxication paludéenne ou l'anémie

2.

des pays chauds, sont guéris promptement à Forges ;
l'anémie profonde apparaissant dans la convales-
cence de longues et graves maladies aiguës ainsi
que celle qui succède à de fréquentes et abondantes
pertes de sang disparaitront facilement par l'usage
des mêmes eaux.

Les affections nerveuses du tube digestif surtout
lorsque la malade est chlorotique, telles que les
vomissements nerveux, la gastralgie, la dyspepsie
sont arrêtées promptement par l'usage des eaux
chalybées ; la diarrhée chronique et la dysentérie
sont traitées avec succès surtout par l'eau de la
Reinette, ainsi qu'il a été facile de s'en convaincre
lors des épidémies de diarrhée en 1768 et de dysentérie en 1812 à Forges même dont les habitants
furent guéris par le seul usage de l'eau de la fontaine citée plus haut.   -

Maladies de l'appareil génital chez la femme :

Tous les auteurs se louent à l'unanimité de l'action des Eaux de Forges dans les maladies de l'appareil génital chez la femme : nous ne pouvons que
confirmer absolument l'opinion de nos confrères
qui se sont occupés de ce sujet.

Tous les troubles de la menstruation depuis les accidents causés par la puberté jusqu'à ceux qui sont
déterminés par la ménopause, toutes les affections
utérines subaiguës tenant chez les jeunes femmes à des
excès de fatigue de toute sorte et qui sont la cause
si fréquente de nombreuses fausses couches, toutes

les affections chroniques, qu'elles aient un début franchement inflammatoire ou insidieux, qu'elles soient catarrhales ou non, les empâtements péri-utérins, les ulcérations du col, du canal cervical, simples ou fongueuses, les déviations survenues à la suite de l'inflammation lente et persistante de l'utérus (corps ou col), tout cet ensemble pathologique guérit rapidement à la suite d'une ou plusieurs saisons à cette station.

Je ne puis quitter ce chapitre sans dire un mot de la stérilité. Les femmes qui n'ont pu concevoir par suite d'une des affections citées plus haut, ont l'espérance de voir leur stérilité cesser puisque la cause cessera à la suite d'un traitement bien dirigé. Le Dr Caraman dit que la plupart des femmes qu'il a eu l'occasion de traiter pour la stérilité étaient « très grasses, très molles, boursoufflées, hydrémiques » il y avait dysménorrhée, leucorrhée. Il dépeint là les femmes chlorotiques à tempérament lymphatique, ce sont surtout elles qui sont sujettes à ces états subinflammatoires du col, du corps de l'utérus, ou même du vagin, états qui passent longtemps inaperçus soit par la résistance que certaines femmes opposent à tout examen, soit même par l'absence de toute douleur dans ces régions. Nous devons ajouter que nombre de ces états subinflammatoires, ainsi qu'il nous a été donné de l'observer datent du début du mariage et ont pour cause l'ignorance, la maladresse ou la brutalité.

Quant à la stérilité càusée par une malformation des organes, elle ne guérira pas plus à Forges qu'à n'importe quelle autre station thermale.

Ce qui fit d'abord la renommée des Eaux de Forges c'est leur puissance curative dans les affections des voies urinaires, état catarrhal de la vessie, gravelle, coliques néphrétiques, cystite du col. Telles sont les affections qui, au début, attirèrent l'attention sur la station dont nous parlons. Depuis le temps où le cardinal de Richelieu alla leur demander la santé, elles n'ont pas dégénéré et elles sont toujours aussi actives dans les cas que nous venons d'énumérer.

L'albuminurie et le diabète se trouvent, suivant les auteurs, très bien d'une ou plusieurs saisons à Forges ; il est facile de comprendre que les malades atteints de ces affections, étant en général dans un état très prononcé de misère physiologique, doivent éprouver du soulagement par l'usage de ces eaux. J'ai eu l'occasion de voir plusieurs diabétiques étant allé faire une cure à Forges : ils se louaient tous des résultats produits ; au bout de quelques jours, la soif diminue, l'appétit revient, les forces renaissent, la polyurie décroît et la quantité de sucre rendue dans les vingt quatre heures devient de moins en moins forte.

Il est donc bon de ne pas oublier que l'état général de ces malades se modifie profondément en bien dans un espace de temps relativement assez court,

Me basant sur le réveil des appareils musculaires des voies génito-urinaires et de l'intestin, réveil produit par l'usage des eaux, j'ai voulu expérimenter leur action dans les coliques hépatiques. Les résultats que j'ai obtenus ne sont pas encore assez décisifs pour que je les public ; j'attends que mes observations soient assez nombreuses pour que la conviction s'impose à leur simple lecture.

Les contre-indications sont formelles : les eaux de Forges sont contre-indiquées chaque fois qu'il y a pléthore, tendance à la congestion ou à l'apoplexie. Leur usage est interdit également dans le cas de tumeur cancéreuse des voies digestives ou des voies génito-urinaires.

CONCLUSIONS.

Les Eaux de Forges conviendront dans toutes les affections nées à la suite de la chlorose ou de l'anémie, ou existant concuremment avec ces deux affections. Elles réussiront là où les préparations ferrugineuses pharmaceutiques, solubles ou insolubles auront échoué ; elles donneront une guérison dans des cas où des eaux minérales carbonatées n'auront procuré qu'une amélioration passagère.

Il est à regretter que les Eaux de Forges transportées soient aussi peu employées.

Nous terminerons en disant avec le Dr Rotureau que « ces eaux conviennent à tous les anémiques à tous les chlorotiques, à tous les dyspeptiques, à tous les graveleux et à tous les névrosiques, alors surtout que la constitution de ces malades ou de ces diathésiques a besoin d'être soutenue ou tonifiée. »

Dr Charles CAMPARDON.

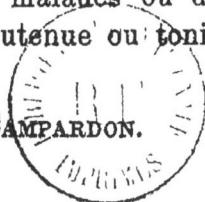

Paris. — A. PARENT, imprimeur de la Faculté de médecine, A. DAVY, suc., rue Monsieur-le-Prince, 31.

www.ingramcontent.com/pod-product-compliance
Lightning Source LLC
Chambersburg PA
CBHW070744210326
41520CB00016B/4567